ATAXIE LOCOMOTRICE

ET

LÉSIONS CARDIAQUES

LEURS RELATIONS PATHOGÉNIQUES

Mémoire présenté à la Société des Sciences médicales de Lyon

PAR

M. H. TRUC

Interne des Hôpitaux de Lyon,
Aide d'anatomie à la Faculté de médecine.

LYON
ASSOCIATION TYPOGRAPHIQUE
F. Plan, rue de la Barre, 12.

1883

ATAXIE LOCOMOTRICE

ET

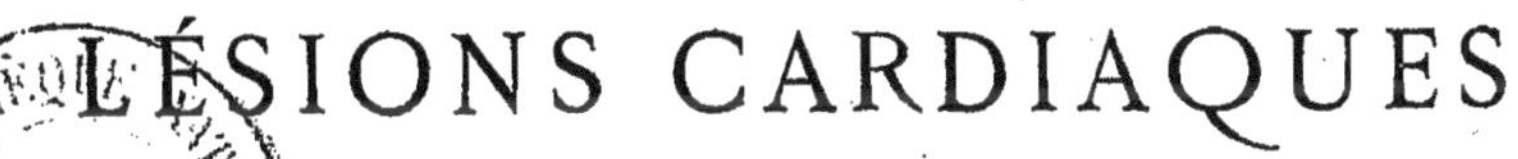

LÉSIONS CARDIAQUES

LEURS RELATIONS PATHOGÉNIQUES

Mémoire présenté à la Société des Sciences médicales de Lyon

PAR

M. H. TRUC

Interne des Hôpitaux de Lyon,
Aide d'anatomie à la Faculté de médecine.

LYON
ASSOCIATION TYPOGRAPHIQUE
F. Plan, rue de la Barre, 12.

1883

ATAXIE LOCOMOTRICE

ET

LÉSIONS CARDIAQUES

LEURS RELATIONS PATHOGÉNIQUES

Les affections cardiaques, chez les ataxiques, sont extrêmement rares. Une telle rareté donne déjà quelque attrait à leur étude ; mais celle-ci présente un véritable intérêt quand on examine les relations causales qui unissent ou peuvent unir l'ataxie et la cardiopathie (1).

Plusieurs remarquables publications ont jeté certain jour sur la question dont je m'occupe ; toutefois elle paraît trop délicate et elle repose sur des faits trop peu nombreux encore pour que je prétende la trancher. Je n'ai d'autre ambition que d'appeler sur elle, après plusieurs auteurs, l'attention des médecins. Je me contenterai donc d'exposer sommairement l'état actuel du sujet et de faire connaître quelques observations inédites, en accompagnant leur relation des réflexions qu'elles m'auront suggérées.

Depuis assez longtemps déjà, l'existence des lésions cardiaques avait été notée chez les ataxiques, mais cette coïncidence n'avait point frappé les observateurs. C'est seulement en 1879

(1) M. le docteur Colrat m'a donné l'idée de ce travail pendant que j'avais l'honneur d'être son interne à l'hospice du Perron ; M. le docteur R. Tripier et M. le professeur J. Renaut ont bien voulu me communiquer des observations importantes. Je les prie d'agréer tous mes remercîments et l'assurance de ma profonde gratitude.

que deux auteurs allemands, MM. Berger et Rosenbach (1), en firent ressortir l'intérêt.

Leur travail est assez bref, et, que je sache, n'a pas été complété (2).

En 1880, M. le docteur Grasset (de Montpellier) (3) ajoute deux observations à celle des auteurs précités; mais il fait plus et mieux. Il réunit les cas épars dans les livres ou les recueils, il élargit le cercle des lésions cardiaques dans l'ataxie et, recherchant les relations de ces dernières avec le tabes dorsalis, il édifie une ingénieuse théorie pathogénique. Son mémoire est de tout point remarquable. S'appuyant à la fois sur la clinique (Gangolphe, Potain, Morel, J. Teissier) et sur la physiologie expérimentale (Franck, Couty et Charpentier), le savant professeur de Montpellier conclut, sous toutes réserves, que la cardiopathie est le résultat de la douleur de l'ataxie.

Enfin, dans une note parue en 1880, M. Maurice Letulle (4) publie deux nouveaux faits très-complets, l'un avec autopsie. De l'étude de la question, il semble résulter pour lui que cardiopathie et ataxie sont peut-être le résultat commun de l'endartérite, de l'artério-sclérose généralisée.

C'est aussi l'opinion de M. H. Martin (5), car il est « convaincu que cette lésion artérielle ne fait peut-être jamais défaut, quelle que soit la cause de l'ataxie ».

Je reviendrai plus tard sur ces différentes théories patho-

(1) O. Berger et Rosenbach : Ueber die Coincidenz von Tabes Dorsalis und insufficiens der aorten Klappen. *Berl. Klin. Wochensch.*, 7 juillet 1879, nº 27, p. 402.

(2) Ce dernier renseignement est dû à l'obligeance de M. le professeur R. Lépine.

(3) J. Grasset : Ataxie locomotrice et lésions cardiaques, in *Montpellier Médical*, t. XLIV, nº 6, p. 483, juin 1880.

(4) Maurice Letulle : Note sur l'existence des lésions cardiaques dans l'ataxie locomotrice, in *Gazette médicale de Paris*, nº 39, p. 504, et nº 40, 25 septembre et 2 octobre 1880.

(5) H. Martin : Recherches sur la nature et la pathogénie des lésions viscérales consécutives à l'endartérite oblitérante et progressive, in *Revue de médecine*, 1881, p. 380.

géniques et j'essaierai de les discuter, Je vais d'abord produire mes observations. Elles sont au nombre de six, mais elles n'ont pas toutes la même valeur. Il convient d'y ajouter un cas de Friedreich omis dans le mémoire de Grasset et dont j'ai trouvé l'indication dans un ouvrage de M. Carre (d'Avignon) (1).

Obs. I (2). — *Ataxie locomotrice; insuffisance mitrale et rétrécissement aortique*; *athérome; albuminurie; alcoolisme; syphilis.*

Vincent N..., 63 ans, voyageur en liquides, salle Saint-Emile, n° 1, hospice du Perron, service de M. le docteur Colrat.

Père mort à 82 ans, goutteux (?), mère morte à 28 ans « de consomption ».

Blennorrhagie et fièvres intermittentes pendant qu'il faisait son service militaire en Algérie (1842). En 1843, douleurs dans la région dorsale et dans les membres, sans tuméfaction, sans chaleur ni rougeur. En 1846, chancre au niveau du filet. Ce chancre fut suivi d'éruptions sur le front et dans les cheveux, puis de taches bronzées sur tout le corps et d'une alopécie légère. On l'appela chancre syphilitique et on le traita par des pilules mercurielles. Enfin, à la suite d'une opération de cataracte pratiquée à Paris, le malade perdit l'œil droit.

Le sujet est robuste. Malgré de copieuses libations habituelles (vin, liqueurs et surtout absinthe), il présente à peine un peu de tremblement alcoolique. Depuis quatre ans, il a constaté que ses jambes faiblissaient, ou mieux qu'elles ne possédaient plus la même sûreté fonctionnelle. Les premières douleurs fulgurantes remontent à la même époque.

(1) Carre (d'Avignon) : Nouvelles recherches sur l'ataxie locomotrice progressive, 1865, obs. 62, p. 173.

(2) Eu égard à la nouveauté relative de la question et aux différents aspects sous lesquels on pourra ultérieurement l'examiner, je crois devoir relater in extenso les observations inédites.

Jamais d'épistaxis, de palpitations ou d'essoufflement notables.

La force musculaire, mesurée au dynamomètre, est pour la main droite 50, et pour la main gauche 46 (sujet droitier). Quand on prie le malade de tendre vigoureusement le bras ou la jambe, on ne peut produire la flexion de ces membres.

Les diverses sensibilités existent encore, mais elles sont amoindries dans les pieds, les jambes et la cuisse, plus à gauche qu'à droite.

Le côté droit est le siége principal des douleurs fulgurantes et des fourmillements habituels ; les douleurs arthralgiques affectent les quatre membres.

Mouvements fibrillaires de la langue.

Audition, goût, odorat, paraissent normaux.

Vue intacte dans l'œil gauche.

Réflexes crémastérien et rotulien entièrement abolis.

Les yeux ouverts, le malade porte, sans hésiter, la pulpe de l'index sur le lobule du nez ou de l'oreille. On dirait cependant que la main gauche est moins docile. Il lève également et alternativement les pieds à la hauteur demandée. Les yeux fermés, les phénomènes ci-dessus s'exécutent bien.

Debout, les pieds joints et les yeux ouverts, il garde l'équilibre; dans la même situation, mais les yeux fermés, cet équilibre est impossible.

Le jour, le sujet peut marcher. Il frappe du talon, lance les jambes, surtout la droite, un peu en polichinelle, mais enfin il marche et se passe même d'une canne. La nuit, dans l'obscurité, toute déambulation est impraticable.

Arrivons maintenant aux phénomènes cardiaques.

Il n'y a pas de voussure précordiale appréciable à la vue ; la matité cardiaque paraît plus étendue que de coutume ; la pointe bat à 4 cent. et un peu en dehors du mamelon ; la main perçoit des battements cardiaques vigoureux, ainsi qu'un frémissement particulier. L'auscultation permet d'entendre deux souffles distincts et systoliques. Le premier a son maximum à la pointe et se prolonge dans l'aisselle ; il est long, rude, râpeux. Le second s'entend surtout à la base, vers la fourchette sternale ; il est plus doux, moins prolongé et se continue dans les carotides. En faisant marcher le stéthoscope graduellement de la pointe à la base du cœur, on distingue très-bien les deux souffles indiqués et on les localise aisément.

Le pouls radial est tantôt fort, tantôt petit, mais toujours régulier, même sur le tracé sphygmographique. Celui-ci présente une ligne ascendante verticale ou très-légèrement oblique, un court plateau et une ligne de descente simplement dicrote. Athérome généralisé très-évident. Pas d'albumine dans les urines.

L'état général est bon ; toutes les fonctions organiques s'exécutent bien ; à peine existe-t-il un peu de paresse intestinale. Bref, le malade n'éprouve aucun trouble appréciable et ne se doute guère de son état cardiaque.

Son ataxie l'inquiète seule et encore il souffre assez peu pour ne réclamer une injection de chlorhydrate de morphine (0 gr. 01) que tous les quinze jours en moyenne.

Obs. II (1). — *Ataxie locomotrice ; insuffisance aortique.*

C..., 52 ans, cultivateur, demeurant à Crémieu.

Pas d'antécédents héréditaires. Il n'a jamais eu la syphilis et n'habite pas dans un endroit humide. A dix-huit ans, le malade a toussé durant trois mois et s'est alors beaucoup affaibli.

En août 1881, il éprouva une violente émotion, puis jusqu'en novembre de la même année il se porta bien. Vers cette dernière époque, il ressentit des fourmillements dans le petit doigt gauche, puis dans les autres doigts, puis enfin dans tout le membre du même côté. Des douleurs fulgurantes survenaient par intervalles. Elles siégeaient toujours dans le membre supérieur gauche et se manifestaient surtout à l'occasion des changements de température.

Un mois ou deux après, ses forces auraient baissé. Il

(1) Communiquée par M. R. Tripier.

ne pouvait plus bien saisir les objets et les laissait tomber quand il ne regardait pas. Les autres membres demeuraient intacts.

Depuis un an ou deux, le malade voit quelquefois double; la sensibilité est profondément troublée et notablement diminuée. Le contact, le frôlement et même les petites piqûres de la pointe d'une aiguille ne sont pas perçus à la main gauche. Les fortes piqûres sont bien moins douloureuses qu'à droite. Mêmes phénomènes, mais plus accentués, au bras et à l'avant-bras correspondants.

L'action de l'oculo-moteur externe est un peu amoindrie à gauche; il porte toutefois l'œil du même côté assez bien en dehors si le mouvement se produit brusquement; mais il survient alors du nystagmus unilatéral.

Les yeux fermés, il touche avec assez de précision au point déterminé de son visage ou la main qu'on lui présente et qu'on fait varier de position. Toujours les yeux fermés, mais debout et les pieds joints, il vacille. Dans un endroit obscur, même dans ses appartements qu'il connaît bien, il ne peut aller vite sous peine de tomber.

Il existe une absence complète du réflexe rotulien.

L'ouïe serait moins fine à gauche. L'odorat est conservé. L'acuité visuelle est normale.

La force, au dynamomètre, est pour la main droite 82, et pour la main gauche 66.

Les douleurs occasionnées par l'ataxie n'ont jamais été vives.

Au point de vue cardiaque, les phénomènes notés sont les suivants :

Sous l'influence de la moindre émotion, dyspnée et palpitations;

La pointe du cœur bat dans le 5e espace intercostal, au-dessous du mamelon ;

A la base, souffle diastolique faible, mais manifeste, à maximum vers la 2e pièce du sternum.

Obs. III (1). — *Ataxie locomotrice; insuffisance aortique glycosurie; athérome très-prononcé; pas d'albuminurie.*

C... (Adélaïde), 59 ans, ménagère, Quatrièmes-Femmes, n° 157, Hôtel-Dieu, service de M. R. Tripier.

La malade est entrée à l'hôpital le 9 mai 1882. Pas d'antécédents héréditaires.

Ni syphilis, ni rhumatisme, ni alcoolisme. Elle a travaillé à plusieurs reprises dans un endroit humide et eut, durant trois jours, le genou gauche fléchi. A part cela, elle s'est toujours bien portée. Ni grossesse ni fausse couche; ménopause à 51 ans.

Il y a six ans, la malade a remarqué que sa vue baissait et qu'elle n'enfilait que difficilement une aiguille. Deux ans après, elle a observé des faiblesses dans les jambes; de plus, elle gardait péniblement l'équilibre et marchait comme une personne ivre.

Depuis trois ans, douleurs lancinantes et fourmillement au niveau des pieds; un peu plus tard, cessation définitive de tout travail; il y a quatre mois, la lecture est devenue impossible, et la marche sans guide impraticable. La force musculaire est conservée.

Les membres supérieurs ne présentent ni ataxie, ni troubles de la sensibilité.

Dans les membres inférieurs, cette sensibilité est émoussée : la malade sent à peine les piqûres. La station debout est laborieuse et de courte durée; enfin durant la marche, qu'elle ne peut exécuter sans appui, le pied porte sur le bord externe et l'avant-pied se recourbe légèrement en dedans.

Les douleurs sont fort vives à la région plantaire; le

(1) Due à l'obligeance de M. R. Tripier et communiquée par mon excellent collègue M. Audry.

sujet les compare à la sensation produite par le passage d'un courant électrique.

Réflexe rotulien aboli.

La face est hyperesthésiée et déviée à gauche; la langue se porte à droite. Cependant la malade n'a point souvenir d'une attaque antérieure. La vue est affaiblie au point que la lecture d'une montre est impossible. Au dire du sujet, M. le professeur Gayet aurait constaté une atrophie de la papille. Ouïe et odorat diminués. La défécation est pénible; elle s'accompagne d'une sensation de brûlure. Miction normale. Sucre dans les urines.

Dans les vaisseaux du cou, quand la malade porte la tête de côté et le menton en haut, on perçoit un bruit musical postsystolique.

La pointe du cœur bat dans le cinquième espace intercostal, en dehors du mamelon.

A l'auscultation, souffle diastolique dont le maximum est à la base, près de la fourchette sternale, et se propage néanmoins à gauche, jusqu'à la ligne axillaire, et, à droite, jusqu'à la ligne mamelonnaire. On ne l'entend pas au cou, mais on y produit facilement le double souffle.

Je dois enfin ajouter que les artères sont très-athéromateuses, que les urines ne présentent pas d'albumine et que, depuis quatre ans environ, il survient de temps à autre une sialorrhée très-abondante que le chlorhydrate de morphine et l'extrait de belladone exagèrent manifestement.

Obs. IV (1). — *Ataxie locomotrice; souffle systolique à la pointe durant la vie; mort; autopsie; rien au cœur.*

Jeanne N..., 60 ans, Sainte-Clotilde, n° 8, hospice du Perron, service de M. le docteur Colrat.

La malade est entrée dans les salles le 24 octobre 1880; elle est morte en juillet 1882.

Antécédents héréditaires nuls.

(1) Rougier. Thèse de Lyon.

Syphilis contractée à 19 ans, la première nuit de ses noces. Quatre couches ou fausses couches en peu d'années. A 40 ans, douleurs subites dans les membres. Elles se localisent au bout de quelques mois dans le bras gauche qui s'œdématie uniformément, puis s'évanouissent. Le bras malade, enraidi d'abord, s'améliore ensuite et enfin parvient à récupérer presque tous ses mouvements.

Deux ans plus tard, affection aiguë indéterminée; vers 56 ans, le tabès apparaît.

La maladie débute par de l'amaurose à droite; des douleurs en ceinture se montrent ensuite. Les forces, qui étaient primitivement conservées, baissent; la vue s'affaiblit, les membres supérieurs sont atteints à leur tour et, en juin 1882, le sujet ne quitte plus son fauteuil.

Plus tard, la malade présente de l'hallucination, des aberrations de l'ouïe, du goût, de l'odorat, symptômes lypémaniaques, et c'est à ces titres que son observation est consignée dans la thèse de M. Rougier (1). Enfin elle meurt de congestion pulmonaire.

Dans les derniers temps de sa vie, on a constaté un souffle très-net, systolique, à maximum vers la pointe du cœur, se dirigeant du côté de l'aisselle. Cependant, à l'autopsie, M. Colrat n'a trouvé aucune lésion valvulaire.

Ce dernier fait est, à notre point de vue, de qualité douteuse. Doit-on expliquer le souffle entendu par une insuffisance tricuspide survenant sous l'influence de la gêne circulatoire que l'affection pulmonaire occasionnait dans le cœur droit? Faut-il incriminer un trouble fonctionnel des muscles tenseurs de la valvule mitrale? Peut-on enfin admettre une insuffisance de celle-ci, mais assez légère pour avoir échappé à l'investigation? Je ne sais. Quoi qu'il en soit, cette observation a peu de poids. Je la donne pour ce qu'elle vaut.

Obs. V (1). — *Ataxie locomotrice ; rétrécissement et insuffisance aortiques ; athérome ; néphrite interstitielle ; albuminurie.*

D... (Joseph), employé de bureau, 68 ans, entré le 17 mai 1880, salle Saint-Jean, n° 8, service de M. le professeur J. Renaut, suppléant M. L. Meynet.

Antécédents héréditaires inconnus.

Rhumatisme chronique, pour lequel le malade a déjà fait deux séjours à l'hôpital.

Durant un certain temps, aliénation mentale.

En juillet on remarque que la marche est pénible, l'équilibre difficile. Il survient aussi dans les membres inférieurs des douleurs fulgurantes et constrictives fort vives. Anesthésie plantaire, abolition du réflexe rotulien, diminution de la vue, irrégularité des mouvements : l'ataxie locomotrice est manifeste. Les troubles cérébraux que le malade avait jadis présentés tendent à revenir. Injections réitérées de chlorhydrate de morphine.

L'examen cardiaque fournit de précieux renseignements. Le cœur bat énergiquement ; la pointe est perçue dans le cinquième espace intercostal, en dehors de la ligne mamelonnaire ; on entend les sigmoïdes aortiques dans les deuxième et troisième articulations chondro-sternales droites. En ce dernier point, au premier temps, souffle très-marqué recouvrant un peu le second temps.

Pouls fort, ample, régulier ; à la crurale, double souffle de Durozier. Le tracé sphygmographique est celui de Corrigan.

Œdème notable, un peu de bouffissure de la face et enflure vers les malléoles.

Léger précipité albumineux dans l'urine. L'albumine est devenue de moins en moins abondante. Le 16 septembre 1880,

(1) Due aux indications de M. le professeur Renaut et communiquée par M. le docteur Brizard, ancien interne des hôpitaux de Lyon.

on trouve à peine un faible nuage ; enfin, le 28 septembre, les moindres traces ont disparu. Quelques jours auparavant l'œdème s'était évanoui, et il ne restait presque plus de bouffissure faciale.

Depuis cette époque, le sujet a quitté l'Hôtel-Dieu et, malgré tous mes efforts, je n'ai pu le retrouver.

Obs. VI (1). — *Ataxie locomotrice*; *insuffisance aortique large*; *athérome*; *néphrite interstitielle.*

Salle Saint-Jean-de-Dieu, à la Charité.

C'était un homme de moins de 50 ans, ataxique depuis longtemps ; les membres supérieurs étaient à peu près indemnes, le malade portait bien le doigt à son nez les yeux fermés. Il avait la démarche caractéristique, l'abolition du réflexe rotulien et des zones anesthésiques sur les membres inférieurs. A chaque changement de temps, il était pris de crises, de douleurs fulgurantes extrêmement pénibles. La douleur en ceinture, au contraire, était modérée et il n'y avait pas eu de crises gastriques ou viscérales très-notables.

Les artères étaient athéromateuses, le sujet n'étant pas plus alcoolique que ne le sont les ouvriers ordinaires de Paris.

Les battements des artères du cou étaient considérables. On pouvait prendre aisément le tracé de la carotide avec une amplitude d'environ 20 millimètres.

Il existait une insuffisance large, avec bruit systolique et diastolique que l'on entendait jusqu'à la pointe du cœur; l'orifice mitral, après discussion, fut jugé indemne.

Enfin le malade était polyurique et ses urines étaient albumineuses suivant le type bien connu de la néphrite interstitielle.

(1) Ce fait est dû à M. le professeur J. Renaut, qui l'a observé quand il était chef de clinique de M. le professeur Bouillaud, suppléé par M. Lancereaux (de novembre 1875 à janvier 1876). Je le transcris littéralement.

M. le professeur J. Renaut perdit de vue ce malade qui resta à la Charité lorsque la clinique fut, le 19 janvier 1876, transportée à l'hôpital Necker et prise par M. le professeur Hardy (1).

Obs. VII (2) (Friedreich) (3).

Salome Suss de Spock, 28 ans.

A l'âge de 14 ans, palpitations; à 16 ou 17 ans, douleurs fulgurantes dans les membres inférieurs ; à 20 ans, faiblesse dans les membres supérieurs. Depuis quatre ou cinq ans, toux sèche ; depuis deux ans, dyspnée permanente et angine précordiale.

Actuellement (8 juillet 1859), le faciès est livide et terreux ; certains actes délicats, comme celui d'enfiler une aiguille, sont d'une difficulté insurmontable; la force a diminué ; la marche et l'équilibre sont impossibles sans appui.

Sensibilité de la peau normale; un peu de nystagmus; pas d'albumine dans les urines.

Le cœur est couché transversalement; la pointe bat dans le quatrième espace intercostal, à gauche de la ligne mamelonnaire. Vers le ventricule postérieur, souffle systolique distinct ajouté à un premier bruit distinct aussi.

Le deuxième bruit est renforcé. Pas d'hypertrophie suffisamment nette pour qu'on puisse l'affirmer. Les veines du cou sont un peu turgescentes.

1er août. Durant un état aigu on trouve des traces d'albumine dans les urines.

7 août. Mort.

(1) En tout cas il était semblable à l'un des deux sujets cités par M. Letulle. Ce dernier fait fut remarqué par M. le professeur Renaut, quand il était l'interne de M. Lorain, en 1874, et c'est depuis lors qu'il a recherché des observations analogues.

(2) Je dois la traduction de ce fait résumé à l'obligeance de M. Michel, externe des hôpitaux.

(3) Friedreich. *Archiv. für patholog. anatom. und physiol. von R. Virchow*, v. 26, p. 410.

Autopsie quelques heures après.

Huit à dix gouttes de liquide jaune clair dans le péricarde. Le cœur est couché en travers, et la pointe atteint la ligne axillaire. Sang liquide, beaucoup de caillots cruoriques et peu de caillots fibrineux dans les cavités.

Le trou ovale est fermé. Le tissu musculaire du ventricule gauche est fortement hypertrophié, surtout dans les muscles papillaires. Les cordons tendineux de la mitrale sont épaissis principalement près de leur insertion à la valvule, dont la substance est notablement augmentée de volume. Le bord libre est ridé, renflé et garni d'une rangée d'excroissances dures ressemblant à des crêtes de coq. La substance de la valvule antérieure de la mitrale offre un noyau calcaire de la grosseur d'un pois et quelques autres plus petits. Les nodules des clapets aortiques sont légèrement épaissis et insuffisants. Cœur droit hypertrophié, mais moins que le gauche. Ses valvules sont intactes ; la consistance et la coloration de son tissu paraissent normales.

L'aorte thoracique et l'aorte abdominale offrent en plusieurs points circonscrits de la tunique interne, de la dégénérescence graisseuse.

Le rein ne paraît point malade. A la coupe, les pyramides se montrent hypérémiées ; dans la muqueuse du bassin on trouve plusieurs extravasats sanguins.

Enfin, les cordons postérieurs et les racines postérieures sont atrophiés, ce qui donne à la moelle un aspect aplati, et, à l'œil nu, on n'aperçoit aucune altération dans les cordons antéro-latéraux ou dans les racines antérieures.

Tels sont les faits que nous venons de relater. Un certain nombre d'entre eux manquent de détails suffisants pour établir rétrospectivement un diagnostic certain. Je puis dire cependant que, dans les 35 observations que j'ai étudiées, il y a environ dix fois des lésions mitrales et vingt fois des lésions aortiques; quatre ou cinq fois, les lésions cardiaques sont vagues ou indéterminées.

Un premier point sur lequel M. Grasset a insisté est donc acquis : c'est qu'on rencontre chez les cardiaques non-seulement l'insuffisance aortique, mais encore la plupart des affections valvulaires. Voyons maintenant quelles sont les relations et la nature des relations qui unissent l'ataxie et la cardiopathie. Nous l'avons déjà dit, c'est le côté le plus intéressant de la question.

Les hypothèses possibles dans ce sens sont au nombre de quatre :

1° La cardiopathie engendre le tabes dorsalis;

2° Le tabes amène la cardiopathie;

3° Les deux affections sont simplement coïncidantes;

4e L'une et l'autre dérivent d'un processus commun plus général.

Et d'abord la cardiopathie produit-elle l'ataxie locomotrice ?

Il paraît difficile de l'admettre. On ne comprendrait guère la production de systématisation du tabes dorsalis par des troubles circulatoires d'origine cardiaque; en second lieu, on n'a pas trouvé, que je sache, dans les nécropsies pratiquées jusqu'ici, les nerfs cardiaques ou leurs centres médullaires lésés. Enfin, si cette hypothèse était admise, le chiffre des cardiaques ataxiques ne serait-il pas étrangement petit par rapport à celui des autres tabétiques ?

Puisque, à notre point de vue, le cœur n'agit pas sur la moelle, serait-ce la moelle qui agirait sur le cœur ? Dans ce cas, l'action serait directe ou indirecte, par continuation des lésions organiques ou par réflexe. Le premier mode est repoussé par ce que j'ai dit plus haut; le second est à discuter.

M. Grasset admet ici l'action réflexe. Pour cet auteur, le tabes dorsalis, *en tant que maladie douloureuse*, engendrerait probablement la lésion cardiaque. Les douleurs fulgurantes, vives et prolongées, occasionneraient des troubles fonctionnels et, à la longue, ces troubles fonctionnels produiraient des phénomènes organiques.

Les physiologistes ont, en effet, démontré sur les animaux que des excitations périphériques, chimiques ou mécaniques, ont un retentissement sur le cœur. Certains faits cliniques semblent permettre d'appliquer à l'homme les résultats de l'expérimentation. M. Potain (1) et M. J. Teissier (2) ont observé des insuffisances tricuspidiennes : le premier, par retentissement sur le poumon ; le deuxième, par retentissement sur l'intestin et les ligaments larges.

Outre ces considérations, M. Grasset fait encore observer que, dans la plupart des cas connus, l'intensité et la durée des douleurs ont été remarquables, la marche de la cardiopathie a paru peu classique, et son étiologie habituelle, absente.

Le savant professeur ne croit pas cependant que la douleur tabétique influence le cœur par l'entremise des poumons, de l'intestin, etc. ; il pense que l'action réflexe se produit par l'intermédiaire direct de la moelle.

La théorie de M. Grasset est ingénieuse et les arguments dont il l'appuie ont une grande valeur. Il me paraît néanmoins difficile de l'accepter. On voit fréquemment des troubles fonctionnels cardiaques persister presque indéfiniment sans produire jamais aucune lésion organique ; dans certains cas, ces troubles précèdent l'ataxie ou en marquent le début (Charcot, Rosenthal), alors qu'il n'y a encore que peu ou point de douleurs ; enfin, bien qu'on admette généralement le contraire, je dois déclarer que, chez quelques ataxiques que j'ai observés, le pouls n'était pas plus rapide durant les paroxysmes douloureux que pendant les périodes d'accalmie.

D'ailleurs, si on examine les observations au point de vue de l'intensité des souffrances, on constate que celles-ci ont été fort vives dans un tiers environ, relativement faibles dans

(1) Potain : Assoc. fr. pour av. sciences, session de Paris, 1878.
(2) J. Teissier : Assoc. fr. pour av. sciences, sess. de Montpellier, 1879.

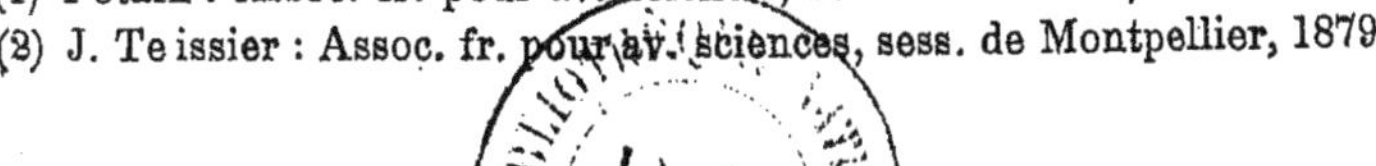

le second tiers, indéterminées dans le troisième. Si la douleur prolongée, répétée et intense était capable de créer des lésions organiques du cœur, ces lésions seraient plus fréquentes chez les ataxiques qu'elles ne le sont en réalité. On ne numère pas les tabétiques qui souffrent atrocement, la chose est commune ; mais on compte aisément, chez eux, les affections cardiaques.

A l'hospice du Perron, pendant le dernier semestre de l'année 1882, on trouvait à peine un cardiopathe parmi douze ou quinze ataxiques, et je crois cette proportion bien au-dessus de la vérité. Mais il y a mieux encore : certains d'entre eux étaient en proie à de terribles douleurs, l'un depuis 10 ans, l'autre depuis 18 ans, un troisième depuis 20 ans, un quatrième depuis 35 ans, etc. ; jamais rien au cœur. Le cardiopathe, lui, ne souffrait presque pas !

Je n'ai rien à dire de la marche et de l'étiologie des affections valvulaires dont je m'occupe, sinon que l'état de la lésion explique souvent la bénignité des symptômes fonctionnels ; que, dans quelques cas, il existe des antécédents rhumatismaux ; enfin, qu'une fois ou deux, peut-être davantage, l'affection du cœur a bien pu précéder celle de la moelle.

Sur les quatre hypothèses que j'ai faites plus haut touchant les relations de l'ataxie et de la cardiopathie, les deux premières semblent éliminées. Restent les deux dernières.

Y a-t-il simplement coïncidence ?

Tabes dorsalis et affection cardiaque sont-ils le résultat d'un processus général commun ?

Je dois classer les observations connues en deux catégories, affections mitrales ou tricuspidiennes et affections aortiques.

A quelques-unes de la première catégorie, on pourra peut-être appliquer les idées qui seront développées plus loin, mais pour le plus grand nombre d'entre elles, et en procédant par élimination, on écarte toute relation, on nie toute parenté entre la maladie du cœur et celle de la moelle.

Les observations de la seconde catégorie permettent une autre interprétation.

Ces observations sont au nombre de vingt environ ; dans une dizaine, il existe de l'athérome, et presque toujours de l'athérome généralisé. On connaît, en outre, la richesse vasculaire des zones radiculaires postérieures (Duret) ; on sait combien sont fréquentes les infiltrations graisseuses, pigmentaires, etc., des parois des vaisseaux de la moelle (Carre (1), Ordonnez (2)) et combien aussi sont rarement épargnés les capillaires médullaires, alors même que les gros troncs artériels sont indemnes.

Dès lors, quoi de plus naturel que d'admettre la solidarité des lésions aortiques et des lésions médullaires ? Celles-ci apparaîtraient habituellement en premier lieu, celles-là ensuite ; mais toutes seraient le produit d'un même processus athéromateux. C'est, en substance, l'opinion que semble avoir émise, sous réserves, M. Maurice Letulle (3).

Pour cet auteur, la cause commune des phénomènes pathologiques en question serait peut-être l'artérite chronique, l'artério-sclérose généralisée.

M. H. Martin (4) trouve cette théorie séduisante. En certains cas de tabes, dont il cite un exemple, on trouverait, dans les zones radiculaires postérieures, la lésion vasculaire indiquée par M. Letulle. Bien plus, le même auteur est « convaincu que cette lésion artérielle ne fait jamais défaut, quelle que soit la cause de l'ataxie ».

D'après ce savant, il existerait un processus dystrophique général qui porterait son action tantôt sur le cœur, tantôt sur la moelle, tantôt enfin sur les reins, en produisant les lésions valvulaires, l'athérome, le tabes dorsalis, la néphrite, etc.

A ce propos, qu'il me soit permis de faire connaître l'opi-

(1) Carre : *loc. cit.*

(2) Ordonnez : Note sur les altérations athéromateuses du cerveau et de la moelle épinière, IN *Gaz. méd. de Paris*, 7 mars 1863. Et : Sur une altération des capillaires et de la moelle, *Gaz. méd. de Paris*, 1863.

(3) M. Letulle : *loc. cit.*

(4) H. Martin : *loc. cit.*

nion de M. le professeur J. Renaut, qui a bien voulu me remettre une note sur le point délicat dont je m'occupe. M. le professeur Renant, ayant observé trois cas où il a existé identiquement l'ataxie douloureuse, la néphrite interstitielle et la maladie de Corrigan, pense que cette triade, constituée sur un même malade, forme un type morbide déterminé.

D'après ce savant médecin, il serait téméraire d'établir sur trois ou quatre cas la relation causale qui détermine le groupement précité. On ne saurait admettre que la sclérose postérieure soit un accident de l'artério-sclérose généralisée ; mais on pourrait proposer une autre hypothèse, à savoir : que certaines formes d'ataxie agissent secondairement sur la nutrition des vaisseaux pour y déterminer l'endartérite déprimante par suite d'une action trophique anormale.

L'altération valvulaire et celle du rein seraient alors de simples dépendances d'une forme de tabes. Des faits nombreux pourraient montrer si cette hypothèse est juste ou si l'on doit la rejeter (1).

Quoi qu'il en soit, un premier point reste acquis : dans les affections cardiaques des ataxiques, les lésions aortiques dominent et sont accompagnées le plus souvent par l'athérome. Il serait donc possible de penser que l'athérome agit sur les zones radiculaires postérieures et sur le cœur, en produisant le groupement pathologique en question. On devra même rechercher, selon les vues de M. H. Martin, si les ataxiques ordinaires n'ont pas les artérioles médullaires altérées. Il ne suffit pas toujours, en effet, de considérer simplement les gros troncs artériels. Ceux-ci, dit Marotte, sont souvent indemnes, tandis que les capillaires de la moelle sont rarement épargnés.

Cette théorie soulève une grande objection : comment une myélite aussi bien systématisée que l'ataxie locomotrice peut-elle se trouver sous la dépendance primordiale d'une altération vasculaire ? Il faut l'avouer, c'est difficile à concevoir. Les anatomistes ont bien démontré la richesse artérielle des

(3) Ce qui précède a été puisé dans la note de M. le professeur Renaut.

zones radiculaires postérieures; pour M. Martin, la systématisation du tabes dorsalis pourrait peut-être s'expliquer par une sorte de systématisation vasculaire. Mais cela ne suffit pas pour entraîner la conviction.

Je le répète donc en terminant, de nouveaux faits sont nécessaires; à l'avenir seul, il appartient de donner aux problèmes énoncés une solution définitive.

Comme résumé de ce travail, je crois toutefois pouvoir formuler les conclusions suivantes :

1° Dans les cas excessivement rares où le tabes dorsalis se rencontre avec une affection cardiaque, celle-ci ne résulte point du retentissement douloureux de l'ataxie locomotrice sur le cœur;

2° Au point de vue actuel, les cardiopathies peuvent être divisées en affections mitrales et en affections aortiques;

3° Les premières semblent coïncider simplement avec l'ataxie locomotrice;

4° Les dernières sont peut-être produites par un processus athéromateux qui frapperait les valvules aortiques, les zones radiculaires postérieures et quelquefois le rein lui-même;

5° M. le professeur J. Renaut pense que la triade : ataxie douloureuse, néphrite interstitielle et maladie de Corrigan, constituée sur un même sujet, forme un type morbide déterminé;

6° D'après le savant professeur, l'altération valvulaire et celle du rein pourraient être de simples dépendances d'une forme de tabes dans laquelle la moelle agirait secondairement sur la nutrition des vaisseaux pour y déterminer l'endartérite déformante par une sorte d'action trophique anormale;

7° En attendant des observations nombreuses et des autopsies détaillées, il convient de faire, sur presque tous les points, les plus expresses réserves.

DU MÊME :

1° **Deux cas de hernie étranglée.** In *Lyon Médical,* janvier 1882, n° 3, tome XXXIX.

2° **Note sur un cas de hernie étranglée avec résection de 63 cent. d'intestin.** In *Lyon Médical,* juin 1882, n° 23, t. XL.

3° **Note sur un cas d'hydrocéphalie ancienne et considérable avec conservation de l'intelligence.** In Société d'anthropologie de Lyon, 1882.

www.ingramcontent.com/pod-product-compliance
Ingram Content Group UK Ltd.
Pitfield, Milton Keynes, MK11 3LW, UK
UKHW020452220726
13923UKWH00005B/2487